AF401442

Un Traitement curatif

DE LA

Tuberculose pulmonaire

PAR

Le Docteur A. ARTHUIS

CHEVALIER DE LA LÉGION D'HONNEUR

Prix : 1 fr.

PARIS

A. MALOINE, ÉDITEUR

25-27, RUE DE L'ÉCOLE-DE-MÉDECINE, 25-27

1905

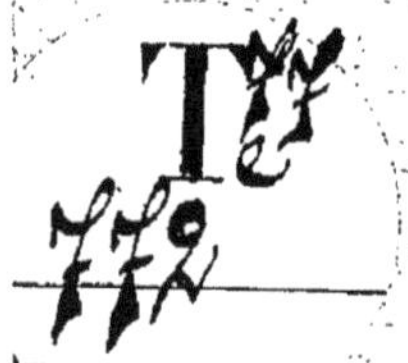

UN TRAITEMENT CURATIF

DE LA

TUBERCULOSE PULMONAIRE

DU MÊME AUTEUR

**Traitement des Maladies nerveuses, des Affec-
tions rhumatismales et des Maladies
chroniques par l'électricité statique.**
1re édition, 1874.
6e édition, 1900.

**L'Électricité statique et l'Hystérie, — Mémoire
précédé d'une lettre à M. le Professeur
Charcot, 1881.**

**Nombreuses observations inédites publiées
dans la thèse du Docteur Décrand :
Bilan thérapeutique de l'Électricité
statique en 1895.**

Un Traitement curatif

DE LA

Tuberculose pulmonaire

PAR

Le Docteur A. ARTHUIS

Chevalier de la Légion d'Honneur

Prix : 1 fr.

PARIS

A. MALOINE, ÉDITEUR

25-27, rue de l'École-de-Médecine, 25-27

1905

UN TRAITEMENT CURATIF

DE LA

TUBERCULOSE PULMONAIRE

INTRODUCTION

La tuberculose pulmonaire sous ses formes diverses, à cause de sa grande fréquence et des nombreuses victimes qu'elle fait dans toutes les classes de la société, a, de nos jours, vivement attiré l'attention du monde médical.

Chacun s'est mis à la recherche du remède qui devait sortir vainqueur dans la lutte contre

le terrible bacille, le plus dangereux des en-
nemis de l'homme par sa virulence, sa résistance et son extrême facilité de transmission.

La médecine expectante d'autrefois, qui lais-
sait mourir lentement mais sûrement les phtisiques, est remplacée aujourd'hui par la médecine agissante.

La science moderne a fait surgir mille moyens,
tous, hélas! plus ou moins impuissants.

Si, en effet, la plupart soulagent souvent le
malade et peuvent quelquefois prolonger sa vie,
aucun n'est capable de lui rendre la santé.

Aussi, à l'heure actuelle, bien qu'il soit par-
faitement démontré qu'elle est *curable à tous
les degrés*, la tuberculose fait-elle mourir le
sixième de la population.

Dix années d'études et d'expérimentations
m'ont conduit à la découverte d'agents nettement curatifs quand ils sont appliqués dans les

conditions exposées dans le premier chapitre de ce travail.

Pendant le cours de mes recherches, je me suis constamment mis en garde contre les coïncidences heureuses et les améliorations isolées ou passagères, et j'ai tenu à ne faire connaître la *médication ammoniacale* que lorsqu'il ne m'a plus été possible de douter de son efficacité.

J'avais un instant songé à résumer dans un dernier chapitre quelques-unes des observations recueillies tant à ma clinique que dans ma clientèle. J'ai renoncé à ce projet, convaincu que cette publication serait sans intérêt pour le lecteur, et sans profit pour la méthode nouvelle : « On n'est saisi que par ce qu'on a vu soi-même, disait avec raison Pidoux, et les observations d'autrui ne produisent jamais une impression suffisante. »

Je me bornerai donc à exposer les résultats que j'ai obtenus, et j'attendrai avec confiance lo jugement de mes confrères, après qu'ils auront fait subir à mon traitement la rude et sûre épreuve de l'expérience clinique.

Le 20 avril 1903, je déposai à l'Académie des Sciences un pli cacheté concernant l'action thérapeutique de l'ammoniaque dans le traitement de la phtisie pulmonaire.

Le 27 avril 1903, le Secrétaire perpétuel de l'Académie m'informa que ce pli avait été accepté et inscrit sous le n° 6651.

I

Limites de l'action curative du traitement ammoniacal.

Depuis de longues années ma préoccupation constante a été de chercher une médication capable d'entraver le développement et la pullulation du bacille de Koch au sein de l'organisme, sans jamais porter à celui-ci le moindre préjudice. Aujourd'hui j'ai la conviction d'y être arrivé en suivant la voie expérimentale.

Les chances de réussite de cette médication sont en raison inverse de l'étendue des lésions pulmonaires, et elle est naturellement impuissante lorsque ces lésions sont, par elles-mêmes, de nature à entraîner la mort à plus ou moins brève échéance.

Dans ces cas, en effet, alors même que l'on arriverait à arrêter la marche de l'ennemi, le sujet n'en succomberait pas moins, un peu plus tard, à l'asphyxie lente résultant de la diminution du tissu pulmonaire, et aux progrès de la dénutrition.

Le point important est moins de connaître le degré du mal que d'évaluer ce qui reste de surface respirante, et d'estimer, autant que faire se peut, si celle-ci est encore capable d'entretenir une hématose suffisante. La plupart du temps, il faut le reconnaître, cette évaluation présente les plus grandes difficultés.

Les résultats les plus complets sont obtenus dans les cas où l'affection est localisée à l'un des sommets du poumon, ou même lorsque les deux sommets sont atteints, la maladie présentant une *marche lente.*

Dans les cas où la gravité de l'état général et surtout la trop grande étendue des lésions n'autorisent plus aucun espoir, ma méthode arrive encore à ralentir l'allure du mal, à relever momentanément la vitalité défaillante du sujet et à prolonger son existence bien au delà de ce qui paraissait possible.

D'un autre côté, il est évident qu'à étendue égale des altérations pulmonaires, l'affection cédera d'autant plus facilement qu'elle sera plus rapprochée de son début, époque à laquelle les symptômes fonctionnels sont moins graves, l'état général moins déprimé, l'infection moins profonde, l'absorption et l'assimilation plus complètes.

Au *premier degré*, la guérison est, pour ainsi dire constante, et n'exige pas un long traitement. Malheureusement le médecin n'a que très rarement l'occasion d'intervenir à cette époque, les malades — ceux de la classe aisée aussi bien que ceux de la classe pauvre — attendant presque toujours pour l'appeler qu'il se produise dans leur état des symptômes alarmants.

Ce n'est — et j'insiste sur ce point — que très exceptionnellement qu'il m'a été donné d'assister au début de la tuberculose. Lorsque je l'ai dépistée à ce moment, c'est le plus souvent en examinant à un tout autre point de vue les malades venus me consulter, qui pour une maladie du cœur, qui pour une affection de l'estomac, etc.

A la période de *ramollissement*, que j'ai observée le plus fréquemment, le rétablissement est moins rapide, quoiqu'une amélioration notable de tous les symptômes généraux se manifeste assez vite, mettant ainsi le médecin et le malade à même de se rendre immédiatement compte de l'efficacité des nouveaux procédés.

Dans la plupart des cas, en effet, dès la fin du premier mois, la toux est sensiblement moins fréquente. Les quintes, toujours si pénibles, surtout celles de la nuit, ont déjà disparu, d'où retour du sommeil, dont la privation est si déprimante.

En même temps, l'expectoration se modifie : les crachats deviennent moins nombreux, moins purulents, moins fétides.

Je voyais dernièrement un malade présentant des tubercules ramollis dans les deux poumons et rendant, chaque jour, au moins cinquante crachats très riches en bacilles. Après quinze jours seulement de traitement, le nombre des crachats était tombé à dix.

La dyspnée s'amende, l'appétit renaît, les sueurs nocturnes cessent.

L'action du traitement sur les sueurs nocturnes est des plus frappantes : les malades voient disparaître en peu de temps les transpirations abondantes qui, malgré tous les moyens mis en usage, les épuisaient et les privaient de sommeil en les obligeant à changer de linge plusieurs fois dans le courant de la nuit.

D'autre part, l'amaigrissement s'arrête pour faire place bientôt à un embonpoint prononcé dont l'apparition constitue, on le sait, un excellent présage quand il coïncide, comme ici, avec une augmentation notable des forces. C'est à coup sûr le meilleur indice du réveil de la résistance organique.

Il faut bien se garder de confondre l'engraissement qui est l'expression d'un bon état général avec l'engraissement qui n'est que le résultat de la suralimentation. Celui-ci ne présente aucun des avantages de celui-là et n'améliore nullement les lésions pulmonaires; c'est un trompe-l'œil dont on doit se défier.

Enfin, la fièvre elle-même, dont l'existence entraîne généralement un pronostic grave, ne tarde pas à s'atténuer, puis à disparaître ; aussi mon traitement, en pleine fièvre, est-il toujours bienfaisant, et cela sans que le repos au lit soit nécessaire.

Ai-je besoin de faire remarquer que je n'ai en vue que les *formes chroniques* de la maladie, et que je ne fais aucune allusion ni à la phtisie aiguë ou galopante, ni, en général, aux tuberculoses à marche rapide qui, longtemps encore, déjoueront les meilleures combinaisons thérapeutiques.

Toutes ces heureuses modifications sont uniquement dues à la médication ammoniacale, car non seulement je ne lui adjoins aucun médicament symptomatique, mais je laisse les malades entièrement libres de manger ce qu'ils veulent, ne leur prescrivant ni les substances engraissantes, ni la suralimentation, qui présentent souvent plus d'inconvénients que d'avantages.

La nourriture saine, mixte et peu recherchée de la table de famille est celle à laquelle j'estime qu'il convient de donner la préférence.

Je tiens à ajouter que la plupart des tuberculeux que j'ai soignés venaient à ma clinique. Ils étaient pauvres et dans les conditions hygiéniques les plus défavorables : mal nourris, mal logés et forcés d'accomplir, par tous les temps, un travail pénible dans un milieu souvent insalubre.

Il y a quelques jours, je voyais, pour la seconde fois, un ouvrier serrurier atteint de tuberculose à la période de *ramollissement*. Ce malade n'a pas cessé un seul instant son travail très fatigant cependant ; et sans aucune alimentation spéciale, que ses faibles ressources ne permettaient d'ailleurs pas, il a engraissé de presque six livres en moins de trois semaines.

L'amélioration de l'état local marche quelquefois parallèlement avec celle de l'état général. Plus souvent ce n'est que lorsque le sujet a repris les attributs de la santé, que l'oreille permet d'assister à la rétrocession progressive des lésions pulmonaires qui, finalement, arrivent à ne plus offrir à l'auscultation que les signes stéthoscopiques propres aux différents processus de réparation.

La médication ne doit être abandonnée que

lorsque depuis plusieurs mois on aura constaté que les symptômes généraux sont vaincus, que l'organisme est énergiquement relevé, que les lésions, réparées dans les limites du possible, ne retentissent plus sur l'économie, qu'enfin l'expectoration ne renferme plus de bacilles.

En général, ces microbes disparaissent lentement lorsque la tuberculose, arrivée à la période de ramollissement ou de caverne, présente une certaine étendue.

D'autres fois cependant leur disparition est assez rapide. J'ai sous les yeux l'observation d'un malade dont l'état général et l'état local étaient si graves, lorsqu'il vint me consulter, que ses médecins ne lui donnaient plus que quelques mois à vivre. Le 7 février 1903, ses crachats renfermaient de nombreux bacilles de Koch; cinq mois après, ceux-ci avaient notablement diminué, et le 30 décembre ils avaient entièrement disparu.

J'ajoute que, même dans les cas où la disparition définitive des microbes tuberculeux exige

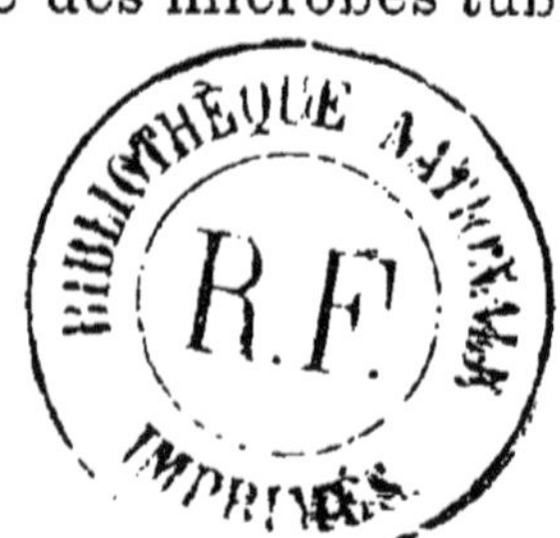

un certain temps, la restauration générale, le retour complet de l'énergie vitale, la reprise des occupations souvent pénibles d'autrefois, sont là pour prouver d'une façon irréfutable que, depuis plus ou moins longtemps déjà, les bacilles ont cessé d'être nocifs, et leurs toxines perdu toute virulence.

Au point de vue prophylactique, il est sage de revenir de temps en temps, au moins pendant la première année, à un traitement de quelques semaines, de manière à maintenir l'organisme toujours armé contre un retour offensif du mal qui, neuf fois sur dix, est imputable aux seules imprudences des malades (1).

---

(1) *Les lésions une fois guéries ne constituent plus que de simples corps étrangers isolés du reste de l'organisme, et par conséquent inoffensifs pour lui. Ils n'ont d'autres inconvénients que de nuire à l'élasticité du parenchyme pulmonaire et de restreindre un peu*

D'un autre côté, il convient de n'attacher aucune importance aux trois ou quatre crachats perlés, striés parfois de points noirs, et provenant d'une pharyngo-laryngite granuleuse que beaucoup de personnes : fumeurs, arthritiques, tuberculeux, etc., rendent le matin, et qui n'ont aucun rapport avec l'expectoration pulmonaire.

---

sa faculté respiratoire. Mais ils sont indéfiniment compatibles avec la vie et une santé presque parfaite, une rapidité un peu plus grande dans les mouvements respiratoires suppléant à la diminution de la surface pulmonaire.

II

Médication ammoniacale.

Avant l'application des moyens dont je viens de résumer les heureux résultats, j'avais expérimenté un très grand nombre d'agents qui, à titres divers, me paraissaient indiqués contre la phtisie pulmonaire.

Quelques-uns avaient réussi à améliorer momentanément l'état général; mais, après un court répit, le mal reprenait sa marche fatale.

Découragé par ces échecs, j'allais abandonner mes recherches, lorsque mon attention fut vivement frappée par deux faits dont le récit montrera comment est née la médication que j'expose.

Il y a quelques années, parmi les névropathes auxquels je donnais des soins, se trouvaient une jeune femme de 25 ans atteinte d'*Hystérie*, et

un homme de 33 ans souffrant de *Neuras-
thénie.*

Tous les deux étaient, en outre, affectés de
phtisie arrivée à la période de *ramollissement.*

Dans le but de ramener promptement le
sommeil sans enlever l'appétit, déjà fort mé-
diocre, je conseillai, tout en continuant l'usage
de l'*Électricité statique* appliquée d'après la
méthode que j'ai fait connaître dès 1874 (1), je
conseillai, dis-je, de prendre, au moment du
coucher, une solution de valérianate d'ammoniaque dans de l'eau de Vichy.

Au bout de six semaines de l'emploi de ce

---

(1) Qu'il me soit permis de rappeler que c'est
le regretté professeur Peter qui présenta mes
travaux à l'Académie de Médecine de Paris :
« *J'ai l'honneur, dit l'éminent professeur,
d'offrir à l'Académie, de la part de M. le
Dr Arthuis, à Paris, un ouvrage intitulé :*
Électricité statique, manuel pratique de ses applications médicales.

« *Ce volume offre au praticien tout ce qui*

simple moyen, je constatai, à ma grande sur-
prise, chez mes deux malades, un changement
notable dans les symptômes de leur tuberculose.

Il ne m'était naturellement pas possible de
rattacher cet amendement à l'action de l'électricité statique qui — je le dirai à la fin de ce
Mémoire — constitue un stimulant merveilleux
de la nutrition, mais ne possède aucune influence
directe ni sur le bacille, ni sur les lésions tuberculeuses.

Je ne pouvais pas davantage en faire béné-
ficier le valérianate d'ammoniaque.

Ne fallait-il donc voir là qu'une simple coïn-
cidence?

---

*lui est indispensable de connaître : d'abord un
précis historique, suivi de la description très
détaillée et très claire des appareils, des ins-
truments et des procédés opératoires ; ensuite
toutes les applications thérapeutiques fondées
sur l'action physiologique de l'électricité statique et justifiées par des observations con-
cluantes. »*

Après réflexion, je crus devoir attribuer cette double amélioration à l'action du bicarbonate d'ammoniaque, obtenu par la réaction du bicarbonate de soude contenu dans l'eau de Vichy, sur le valérianate d'ammoniaque.

Quelques semaines plus tard, je constatai un résultat analogue chez plusieurs tuberculeux de ma clinique, soumis à l'usage d'une solution d'hyposulfite d'ammoniaque et de carbonate de soude.

Or, par suite de la réaction chimique développée entre ces deux corps, mes malades absorbaient, en réalité, de l'hyposulfite de soude et du carbonate d'ammoniaque.

Ici l'hésitation n'était pas permise : c'était bien à l'alcali volatil concret qu'il fallait attribuer le mieux constaté, car jamais je n'ai retiré de l'hyposulfite de soude, que j'ai cependant expérimenté sur une grande échelle, la moindre spécificité contre la tuberculose.

Certes, les hyposulfites alcalins, si bien étudiés dès 1860 par Giovanni Polli (de Milan), sont de merveilleux agents de désinfection dans la bronchite fétide, la dilatation des bronches et la gangrène pulmonaire. Ils exercent même sur la bronchite qui accompagne la tuberculose une influence heureuse que, pour ma part, j'utilise assez fréquemment.

Mais, de l'aveu de tous les expérimentateurs, les hyposulfites ne possèdent aucune efficacité contre la tuberculose elle-même.

En présence de ces faits, il ne m'était pas possible de méconnaître le rôle bienfaisant du carbonate d'ammoniaque dans la phtisie pulmonaire.

Je me souvins alors que Villemin considérait *l'ammoniaque comme une des rares substances capables d'entraver complètement la culture du bacille de Koch.*

Et que, d'autre part, Grawitz et de Bary avaient démontré que *les cultures du microbe tuberculeux étaient entièrement stérilisées par l'ammoniaque.*

Un nouveau moyen de combattre la tuberculose était donc trouvé ; il ne restait plus qu'à le mettre au point.

Et tout d'abord comment agit l'ammoniaque ?

D'après mes observations, son influence s'affirme de deux façons :

1° A l'aide de ses propriétés antitoxiques et en vertu d'une action intrinsèque spéciale, l'alcali volatil modifie l'économie de fond en comble, la mettant en état de résister victorieusement aux attaques des bacilles et à l'influence nocive des poisons bactériens.

Cette action est nettement démontrée par la prompte disparition des phénomènes d'empoisonnement et des troubles fonctionnels, et aussi par le relèvement rapide de l'état général.

2° Une action substitutive non moins manifeste est due à ce que l'ammoniaque, substance éminemment volatile, s'élimine en majeure partie par les voies respiratoires où, par sa diffusion, elle se trouve en contact avec les lésions broncho-pulmonaires et les microbes qui s'y rencontrent, et aussi avec les parties du poumon encore indemnes qu'elle aseptise et rend inhabitables aux bacilles.

Pour me servir d'une expression de laboratoire, qui rend bien ma pensée : l'ammoniaque, en même temps qu'elle remonte l'état général, fait de l'organisme un bouillon impropre à la culture du bacille de Koch.

Cette conception trouve sa confirmation dans le fait que les lésions cessent de s'étendre dès le premier mois de l'application du traitement.

De l'immunité conférée par l'ammoniaque aux vésicules pulmonaires encore saines, découle l'indication de l'administrer, à titre *pro-*

phylactique, aux sujets prédisposés à la tuberculose.

Après de nombreux essais comparatifs, je suis
arrivé à la certitude que la préparation ammoniacale de beaucoup la plus efficace est l'ammoniaque *liquide*, D $= 0,92$ (1).

Il est d'une extrême importance que cette

---

(1) *Le carbonate d'ammoniaque jouit des
mêmes propriétés que l'ammoniaque liquide,
mais à un degré beaucoup plus faible, et les
hautes doses auxquelles on est obligé d'arriver
produisent souvent des troubles gastro-intes-
tinaux plus ou moins graves.*

*Quant aux autres sels d'ammoniaque, dont
le chlorhydrate est le type, n'étant pas volatils,
ils ne sont plus éliminés de la même façon
que l'ammoniaque liquide ou les solutions de
carbonate d'ammoniaque. Leur élimination a
lieu surtout par les reins et ils ne produisent
pas de dégagement d'ammoniaque dans l'ap-
pareil respiratoire, ainsi que le font l'ammoniaque et les carbonates ammoniacaux.*

liqueur soit toujours *fraîche*, que le flacon qui la contient ferme hermétiquement et ne soit que rarement débouché. S'il en était autrement, le gaz s'évaporerait et le liquide perdrait de sa force et de sa puissance.

On se procurera donc un produit récent, chimiquement pur, que l'on conservera dans des flacons bouchés à l'émeri. Ce produit permettra aux médecins d'établir diverses préparations dont l'énergie variera avec la gravité du mal et la marche de la maladie.

Il est évident que l'ammoniaque liquide est fort peu employé en pharmacie, aussi risquerait-on très souvent, si l'on ne se conformait pas rigoureusement aux recommandations précédentes, d'acheter un produit ancien, depuis longtemps en vidange dans un grand flacon fréquemment débouché. Ce produit, ayant perdu une partie de son gaz, serait naturellement incapable de donner le résultat attendu; j'en ai maintes fois fait l'expérience.

La dose exacte ne peut être fixée d'avance; elle varie avec chaque malade selon son état et, plus encore, suivant son idiosyncrasie propre.

D'une façon générale, les doses moyennes de 25 à 50 centigrammes sont les meilleures à tous égards.

Il ne faut jamais oublier que les doses trop faibles sont presque toujours illusoires, et que les doses trop élevées, que j'ai essayées dans l'espoir d'arriver plus vite au but, provoquent souvent une réaction exagérée : la toux, l'expectoration et l'oppression augmentent, les râles deviennent plus gros et plus nombreux, quelquefois la fièvre apparaît, deux fois même j'ai vu survenir une légère hémoptysie.

Ces aggravations médicamenteuses rappellent combien était judicieuse cette remarque de Bordeu : « Il est parfois nécessaire de donner dans quelques excès pour attraper le point juste du vrai. »

L'emploi de l'ammoniaque, sa posologie surtout, demandent donc une assez grande circonspection et quelques tâtonnements. Ses effets varient nécessairement selon qu'elle est plus ou moins convenablement administrée.

La *voie gastrique* constitue le mode d'administration par excellence de l'alcali volatil qu'il faut avoir soin de toujours prescrire en dehors des repas et du travail de la digestion, les substances acides et l'acide chlorhydrique libre du suc gastrique neutralisant en partie ses propriétés thérapeutiques.

La dose quotidienne qui, presque toujours, doit être administrée en *une seule fois*, est étendue dans un demi-verre d'eau pure et absorbée le matin, au réveil, une heure avant le premier déjeuner.

On peut à la rigueur, si le malade le désire, édulcorer la solution avec une petite quantité de sirop de menthe ou de fleurs d'oranger. Mais on évitera les sirops acides ou contenant du tannin qui altéreraient la préparation.

Comme je l'ai dit plus haut (p. 25), je donne quelquefois, concurremment avec l'ammoniaque, de *petites doses* d'hyposulfite de soude dont l'action modificatrice sur la muqueuse bronchique enflammée n'est pas douteuse. Il n'existe d'ailleurs aucune incompatibilité entre ces deux médicaments.

J'ai rencontré quelques sujets incapables de supporter, à jeun, les quantités les plus minimes d'alcali volatil, sans éprouver des douleurs violentes à l'estomac, des vertiges, des nausées et même des vomissements. Pour obtenir la tolérance, il suffisait de leur faire prendre le remède une heure avant le repas de midi.

Très exceptionnellement aussi, j'ai trouvé avantageux de donner deux doses d'ammoniaque par jour, une le matin et l'autre le soir.

Dans tous les cas, les malades devront se mettre à l'abri de l'acidité éventuelle de l'estomac, en se privant de substances acides et en prenant, soit aux repas, soit au moment du coucher, une préparation légèrement alcaline.

Bien que les *injections sous-cutanées* présentent l'avantage de permettre au médicament de pénétrer dans le torrent circulatoire sans subir aucune adultération, elles ne peuvent cependant être mises en usage chez un grand nombre de phtisiques dont les tissus, très sensibles et s'enflammant facilement, s'opposent à une médication hypodermique quotidienne et ordinairement assez longue.

Quoique je sois arrivé à supprimer en partie la douleur et les accidents inflammatoires liés à l'injection d'une substance aussi caustique que l'alcali volatil, en remplaçant l'eau distillée, dont je me servais autrefois comme véhicule, par l'eau chloroformée additionnée de liqueur d'Hoffmann, il n'en est pas moins vrai que, dans la plupart des cas, la méthode hypodermique ne permet pas d'introduire dans l'économie une quantité d'ammoniaque assez grande pour produire une action suffisamment énergique. Aussi cette méthode ne doit-elle être employée que momentanément et seulement dans le but de procurer un peu de répit à l'estomac, sans rien laisser perdre au sujet de l'amélioration acquise.

En résumé, *la voie gastrique*, qui est la plus commode et donne le maximum d'effet, reste la voie de choix.

La phtisie pulmonaire étant une maladie essentiellement chronique, sa médication doit être prolongée, mais non continue.

On luttera contre l'accoutumance en laissant, de temps en temps, le malade se reposer pendant plusieurs jours, sans oublier que les suspensions trop fréquentes ou trop longues ne seraient pas sans inconvénients.

Carbamide. — De nouvelles recherches m'ont amené, depuis quelque temps, à soumettre les tuberculeux à la double action de l'ammoniaque et d'une substance congénère, la carbamide qui est, chimiquement, du carbonate d'ammoniaque, moins un équivalent d'eau.

Administrée par la voie sous-cutanée, la carbamide augmente considérablement l'action curative de l'ammoniaque, et permet d'obtenir des résultats beaucoup plus rapides.

J'ajoute que les injections de carbamide ne présentent pas le moindre inconvénient.

De l'Électricité statique
dans le traitement
de la Phtisie pulmonaire.

Voici ce que j'écrivais en 1877, époque à laquelle on était encore loin de se douter de l'existence du bacille de Koch :

« L'électricité statique n'a aucune action directe sur le tubercule contre lequel elle est manifestement impuissante. Mais par son influence heureuse sur l'organisme entier, et par son action bienfaisante sur certains symptômes de la tuberculose, elle seconde énergiquement l'action des médicaments internes et, dans tous les cas, elle constitue le tonique le plus puissant et le dérivatif le mieux approprié à la nature de cette terrible affection (1). »

Plus de vingt années d'une pratique étendue n'ont fait que confirmer ces déclarations et, aujourd'hui, je reste convaincu que, malgré les louables tentatives faites dans ces derniers temps, ni l'électricité statique, ni aucun autre mode d'électrisation, ne possèdent d'influence curative contre la tuberculose.

---

(1) *En face d'un langage aussi net, je n'ai jamais pu m'expliquer l'allégation erronée que M. le Dr Onimus émettait, en 1882, dans son « Guide d'Électrothérapie ».*

« Nous devons faire observer, écrivait-il, que, depuis longtemps déjà, M. le Dr Arthuis applique d'une façon très habile l'électricité statique. Ses meilleurs résultats ont été obtenus dans l'hystérie. Si dès la première édition nous n'avons pas mentionné plus spécialement ses travaux, c'est parce que, dans ses publications, M. Arthuis guérissait tout par ses procédés, même la phtisie pulmonaire ! »

Mais si l'électricité n'est pas indispensable au succès de la médication ammoniacale, il n'est pas douteux qu'elle ne puisse parfois lui rendre la tâche plus facile en écartant certaines complications pouvant retentir fâcheusement sur l'affection principale.

Ne voulant pas, en ce moment, m'étendre sur ce sujet, je me bornerai à dire que, par son action si reconstituante, l'électricité statique peut, chez les malades dont l'économie est profondément déprimée, aider le traitement antituberculeux à stimuler les fonctions nutritives et à relever plus vite la vitalité générale.

J'ajouterai que, par ses propriétés sédatives et régulatrices, elle convient mieux que tout autre moyen pour calmer et équilibrer le système nerveux si souvent ébranlé dans la phtisie pulmonaire. C'est ainsi qu'elle fait disparaitre les douleurs nerveuses et rhumatismales, les phénomènes hystériques et neurasthéniques, et aussi la dépression morale et les troubles mentaux si fréquents chez les phtisiques, et si préjudiciables à la rapidité de la cure.

Enfin, chez les jeunes filles et les femmes tuberculeuses, la menstruation, d'ordinaire plus ou moins troublée, trouve également dans l'électricité statique le régulateur le plus efficace.

En provoquant le retour des époques supprimées quelquefois depuis longtemps, l'électricité met la malade à l'abri de la poussée congestive toujours grave, qui se produit presque invariablement à chaque époque manquée.

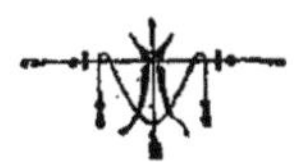

RECOMMANDATIONS GÉNÉRALES

Alimentation. — *Manger le plus et le mieux possible et, dans le but d'exciter l'appétit, varier suffisamment l'alimentation.*

La nourriture mixte, fortifiante et peu recherchée de la table de famille réunit toutes les conditions désirables.

La boisson des repas sera celle qui réussit le mieux : vin rouge ou blanc coupé d'eau, bière, cidre, lait, etc.

Aération — Exercices — Habitation. — *En été, vivre beaucoup au grand air.*

En hiver, rester dehors le plus possible, à la condition d'être chaudement vêtu et de porter des chaussures à semelles épaisses.

Craindre les refroidissements.

La poussière, le brouillard, la pluie et le grand vent sont les seuls empêchements aux sorties.

Les promenades à pied constituent le meilleur exercice, mais elles ne doivent jamais être poussées jusqu'à la fatigue.

La bicyclette est défendue.

Le repos sur la chaise longue est indiqué au retour d'une longue promenade.

Aérer largement l'appartement, surtout la chambre à coucher, qui doit être grande et bien ensoleillée.

Entretenir une extrême propreté dans l'appartement d'où seront bannis les meubles et objets inutiles, les tapis, les rideaux, surtout ceux du lit.

En hiver, faire le feu dans la cheminée et proscrire poêles, calorifères et appareils à feu continu.

Le malade couchera seul et, si possible, sera seul dans sa chambre. Il ne fera aucun excès et ne fréquentera ni les cercles, ni les cafés, ni les théâtres, dont l'air est toujours plus ou moins vicié.

Bains. — *Tous les huit jours en été et tous les quinze jours en hiver, prendre un bain d'un quart d'heure de durée, en évitant soigneusement de se refroidir.*

Expectoration. — *Le malade est tenu de toujours expectorer quand il en a besoin, et de ne jamais avaler le moindre crachat.*

Ne cracher ni par terre, ni dans un mouchoir,

mais dans des crachoirs contenant de l'eau ou un liquide antiseptique.

Ces crachoirs seront vidés, matin et soir, dans le feu ou dans les lieux d'aisances, et lavés ensuite avec de l'eau bouillante additionnée d'une cuillerée à café de carbonate de soude par litre.

Fonctions digestives — Constipation. — Le médecin surveillera attentivement les fonctions digestives, qu'il devra s'efforcer de toujours maintenir en bon état.

La constipation sera évitée avec le plus grand soin, et combattue dès son apparition.

Poids. — Tous les vingt jours, les malades se pèseront et toujours à la même heure, de préférence avant le second déjeuner.

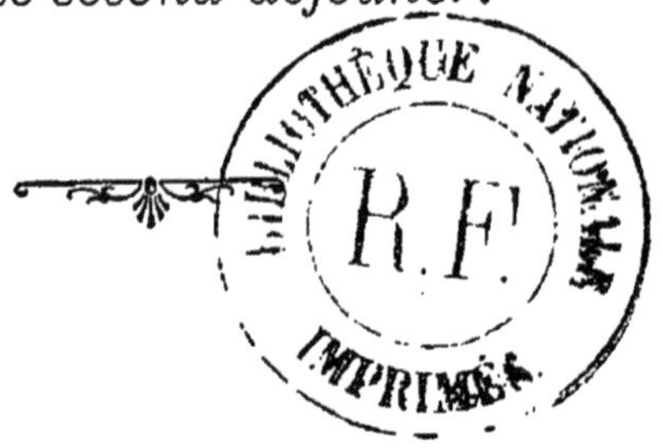

TABLE DES MATIÈRES

PARIS. — IMP. F. JOURDAN, 36-38, RUE DE LA GOUTTE-D'OR.

201